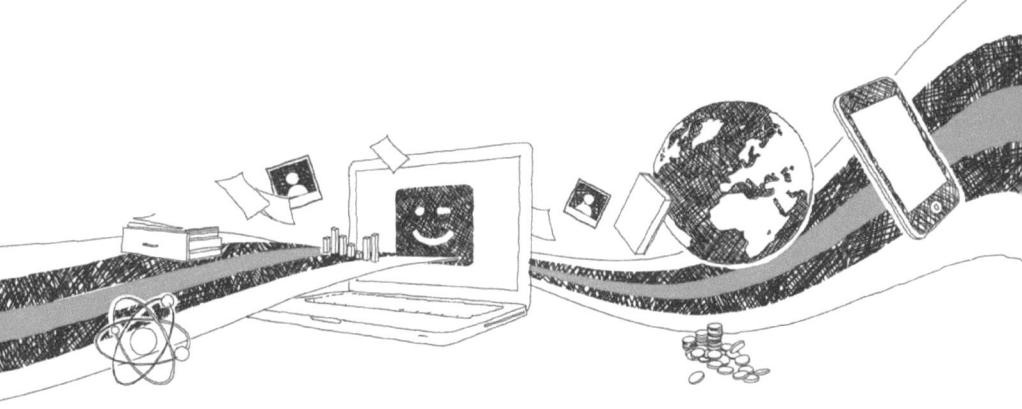
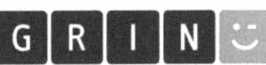

Michael Marquardt

Kryonik, Uploading, Enhancement. Ethische Implikationen zentraler trans- und posthumanistischer Visionen

GRIN Verlag

Bibliografische Information der Deutschen Nationalbibliothek:

Die Deutsche Bibliothek verzeichnet diese Publikation in der Deutschen National-
bibliografie; detaillierte bibliografische Daten sind im Internet über http://dnb.d-
nb.de/ abrufbar.

Impressum:

Copyright © 2009 GRIN Verlag GmbH
Druck und Bindung: Books on Demand GmbH, Norderstedt Germany
ISBN: 978-3-656-46725-0

Dieses Buch bei GRIN:

http://www.grin.com/de/e-book/230522/kryonik-uploading-enhancement-ethische-
implikationen-zentraler-trans

Institut für Geschichte und Ethik der Medizin

Friedrich-Alexander-Universität Erlangen-Nürnberg

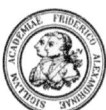

Querschnittsbereich 2:
Geschichte, Theorie, Ethik der Medizin (GTE), SS 2009
Leib, Seele, Geist – Historische und ethische Fragen der Neurowissenschaften

**Kryonik, Uploading, Enhancement –
ethische Implikationen zentraler trans-
und posthumanistischer Visionen**

Inhaltsverzeichnis

1 Einleitung

Sich nach dem Tod in Stickstoff einfrieren lassen und irgendwann in der Zukunft
wieder auftauen und weiterleben...

Sein Gehirn durch Implantate aufrüsten, um dadurch Wissen nie wieder mühsam
lernen zu müssen, sondern direkt auf einen mental zugänglichen Gedächtnischip zu
übertragen, um mit Hilfe eines Internetchips blitzschnell benötigte Informationen
mental aus dem World Wide Web abzurufen oder um Gefühle und Stimmungen ge-
zielt zu beeinflussen und somit nie mehr traurig sein zu müssen...

Das eigene Bewusstsein auf viele unzerstörbare Computer kopieren, diese im Weltall
verteilen und dadurch wahre Unsterblichkeit erlangen, ewig leben...

Vielen Menschen erscheinen diese Gedanken als wirre Spekulation, irre Utopie und
bizarre Phantasie. Andere halten diese Vorstellungen dagegen für durchaus verwirklichbar und anstrebenswert und fordern, technologische Entwicklungen in diese
Richtung voranzutreiben; sie nennen sich "Transhumanisten" und "Posthumanisten".

Um sie und ihre zentralen Überzeugungen soll es in dieser Arbeit gehen. Vor allem
soll die Frage beantwortet werden, welche Implikationen mit diesen Überzeugungen
verbunden sind – in ethischer, aber auch in theoretisch-philosophischer Hinsicht.
Dabei werde ich mich auf die wichtigsten Punkte beschränken.

Diese Arbeit besteht aus drei Teilen:

- Nach einer Definition der Begriffe "Transhumanismus" und "Posthumanismus" werde ich im ersten Teil drei zentrale Visionen der Trans- und Posthumanisten – Kryonik, Uploading und Enhancement – sowie Argumente der
  Befürworter darlegen.
- Im zweiten Teil werde ich Argumente gegen die Ideen des Trans- und Posthumanismus vorstellen, wobei es sich hauptsächlich um ethische Begründun-
  gen handeln wird. Darüber hinaus werde ich ontologische, wissenschaftstheo-
  retische und mathematikphilosophische Argumente anführen, die gegen die
  prinzipielle Verwirklichkeit einer der drei Ideen sprechen und meines
  Wissens im bisherigen Diskurs noch nicht erwähnt worden sind. Insgesamt
  werde ich dadurch zeigen, dass die Ideen der Trans- und Posthumanisten sowohl aus praktisch- als auch aus theoretisch-philosophischer Perspektive viel

problematischer sind als in der trans- und posthumanistischen Literatur dargestellt.

- Im dritten Teil werde ich in einem Ausblick die Relevanz trans- und posthumanistischer Visionen einzuordnen versuchen – auch im Hinblick auf die eigene Sinnfindung.

2 Ethische Implikationen zentraler trans- und posthumanistischer Visionen

2.1 Begriffsklärung

2.1.1 Transhumanismus

Der Transhumanismus ist eine auf philosophischen Annahmen basierende Bewegung von Aktivisten, welche die Eigenschaften und Funktionen des menschlichen Körpers mit Hilfe technologischer Veränderungen modifizieren und dadurch sowohl Unzulänglichkeiten der menschlichen Physis beseitigen als auch neue, bisher im Funktionsarsenal des menschlichen Körpers nicht enthaltene Funktionen einführen wollen. Der menschliche Körper soll dadurch verbessert, perfektioniert und in seiner Funktionalität erweitert werden. Durch eigenverantwortliche Modifikation des Körpers soll der Mensch somit "seine Evolution in die eigenen Hände [...] nehmen" (PRENGEL).[1]

2.1.2 Posthumanismus

Ähnlich wie beim Transhumanismus handelt es sich auch beim Posthumanismus um eine philosophische Denkrichtung und aktive Bewegung, die eine Modifikation des Menschen mit Hilfe technologischer Veränderungen propagiert. Nach Vorstellung der Posthumanisten soll der menschliche Körper als Substrat des Geistes vollständig durch technisch hergestellte Bauteile ersetzt und dadurch letztlich überwunden werden (vgl. KRÜGER, 108f). Im Gegensatz zum Transhumanismus, der anthropozentrisch ausgerichtet ist und den perfekten Menschen zum Ziel hat, steht beim Posthumanismus die Maschine im Zentrum – der menschliche Körper soll vollständig durch technische Bauteile ersetzt werden, wobei die psychische Kontinuität erhalten bleibt (vgl. KRÜGER, 112). Somit "[formuliert] der Posthumanismus das Ziel und der Transhumanismus den Weg" (KRÜGER, 112).

---

[1] Um die Jahrtausendwende wurden zahlreiche transhumanistische Vereinigungen gegründet, in Deutschland etwa die Deutsche Gesellschaft für Transhumanismus e. V.

2.2 Zentrale Ideen des Trans- und Posthumanismus

Die am häufigsten erwähnten und am kontroversesten diskutierten der zahlreichen trans- und posthumanistischen Visionen sind die Kryonik, das Uploading und das Enhancement. Sie werde ich im Folgenden definieren und näher charakterisieren, wobei ich auch auf Argumente von seiten der Trans- und Posthumanisten eingehen werde.

2.2.1 Kryonik

Eine Idee, die man im Trans- und Posthumanismus besonders häufig antrifft, ist die Kryonik oder Kryostase. Grob formuliert bezeichnen diese beiden Begriffe das Einfrieren menschlicher Leichen, um sie in der Zukunft wieder auftauen und wiederbeleben zu können. Die Grundidee beruht dabei auf Beobachtungen, wonach bestimmte Tierarten bei kalten Temperaturen erstarren und bei Erwärmung wieder auftauen können, ohne relevante Schäden davonzutragen (vgl. NAHM/ERNSTBERGER). Auch in der gegenwärtigen medizinischen Forschung sind Erfolge bei der Kryostase verschiedener Gewebetypen zu verzeichnen (vgl. MERKLE).

Beim kryonischen Aufbereitungsprozess wird der menschliche Körper nach Eintritt des Hirntodes[2] in flüssigem Stickstoff auf -196 °C schockgefroren und anschließend für unbestimmte Zeit in Kühltanks aufbewahrt (vgl. NAHM/ERNSTBERGER). Irgendwann in der Zukunft, so die Hoffnung der Kryonik-Anhänger, werde eine hochentwickelte Zivilisation in der Lage sein, die Körper wieder aufzutauen und die mikro- und makroskopischen Schäden zu beheben, die während des Kühl- oder Aufbewahrungsprozesses entstanden sind.[3]

Während Kryonik für Menschen in Deutschland aufgrund des Friedhofzwangs verboten ist, gibt es in den USA zahlreiche Unternehmen, die Kryostase anbieten (vgl. KRÜGER, 126f). Aus Kostengründen haben einige Unternehmen mittlerweile be-

---

[2] MORE unterscheidet zwei Arten von Tod: permanenten Tod (Deanimation) und irreversiblen Tod. Demzufolge sei man permanent tot, wenn man mithilfe der gegenwärtigen Technik zwar nicht wiederbelebt werden könne, aber eine Wiederbelebung aufgrund der Konservierung der Gehirnstruktur prinzipiell möglich sei; irrversibel tot sei man dagegen erst, wenn die Struktur zerstört und eine Rekonstruktion des Gehirns daher unmöglich sei (vgl. KRÜGER, 127f; vgl. KRÜGER, 188).
[3] Um mikroskopische Schäden schon während des Gefrierprozesses zu vermeiden, ersetzt man vor der Konservierung das Blut durch einen synthetischen Ersatzstoff (vgl. KRÜGER, 126).

schlossen, nur mehr die Köpfe aufzubewahren[4] – in der Hoffnung, dass eine hochentwickelte Zivilisation in der Lage sein werde, auch die fehlenden Körperteile zu ersetzen (vgl. BROOKS, 227).

Befürworter der Kryonik argumentieren folgendermaßen: Nur wenn man sich für die Kryostase entscheide, auch wenn es gegenwärtig keine Hinweise auf ein Funktionieren dieser Methode gebe, bestünde die Chance auf ein späteres Weiterleben; entscheide man sich jedoch gegen die Kryostase, so schließe man diese Möglichkeit von vornherein aus (vgl. MERKLE). Daher, so die implizite Konsequenz, sei es vernünftiger, sich einfrieren zu lassen als dies nicht zu tun.

Die Kryostase-Befürworter führen zudem ein praktisch-ökonomisches Argument ins Feld: Durch rechtzeitiges Einfrieren alter Menschen könne man viele Gesundheitsausgaben einsparen (vgl. KRÜGER, 128).

2.2.2 Uploading

Noch gewagter als die Idee der Kryonik ist die Idee des Uploadings. Im Kontext des Trans- und Posthumanismus bezeichnet dieser Begriff die Übertragung der Gehirnstruktur auf andere, langlebigere Systeme, so dass letztlich Inhalte und Funktionen des Gehirns auf einen anderen Träger, beispielsweise auf ein künstliches neuronales Netz, "umgebettet" werden (vgl. NAHM/ERNSTBERGER).

Hierzu bedarf es zweierlei: Erstens müssen Geräte entwickelt werden, die hinsichtlich ihrer Komplexität als Träger mentaler Prozesse geeignet sind und zudem eine höhere Lebensdauer besitzen als das Gehirn. Zweitens sind Technologien erforderlich, die es ermöglichen, die Strukturinformationen des Gehirns auszulesen, auf den künstlichen Träger zu übertragen und zu installieren. Anhänger des Trans- und Posthumanismus setzen hierbei auf die Entwicklungen der Nanotechnologie (vgl. NAHM/ERNSTBERGER; vgl. PRENGEL), mit deren Hilfe beispielsweise Nanosonden gebaut werden könnten, um die neuronalen Verbindungen innerhalb des Gehirns zu "scannen" (vgl. KRÜGER, 121; vgl. PRENGEL). Wäre die Gehirnstruktur einmal auf einem langlebigen Träger abgespeichert und möglicherweise in Form von Kopien auf viele Orte des Universums verteilt, würden die Gehirninhalte und -funktionen

---

[4] Einfrieren und Aufbewahren eines kompletten menschlichen Körpers kosten etwa 100.000 US-Dollar, eines menschlichen Kopfes alleine dagegen nur etwa 40.000 US-Dollar (vgl. NAHM/ERNSTBERGER).

und somit das Bewusstsein des Menschen lange fortdauern.[5] Da aber die Essenz des Menschen in seinen bewussten Denkprozessen bestünde und der Mensch über bewusste mentale Prozesse definiert sei (vgl. KRÜGER, 183ff), würde somit auch der Mensch selbst lange bestehen bleiben – die Befürworter des Uploadings halten dabei sogar die Immortalisierung des Menschen für möglich (vgl. NAHM/ERNSTBERGER).

2.2.3 Enhancement

Während die Realisierung von Kryonik oder Uploading nur schwer vorstellbar ist, liegt die Idee des Enhancements durchaus im Bereich des in nicht allzu ferner Zukunft Verwirklichbaren. Unter Enhancement versteht man dabei die Erweiterung des natürlichen Funktionsarsenals des menschlichen Körpers um bisher nicht vorhandene, unnatürliche Funktionen.[6]

Während man auch alltägliche Gebrauchsgegenstände wie Schuhe, Armbanduhren, oder Telefone als Spielarten des Enhancements ansehen kann – schließlich geben sie dem Menschen Möglichkeiten, die in seiner natürlichen Ausstattung nicht vorgesehen sind –, haben die Trans- und Posthumanisten Radikaleres im Sinn. Mit Enhancement meinen sie die gezielte Modifikation von körperlichen Eigenschaften, beispielsweise durch Implantation von nicht biologischen, stärkeren Muskeln (vgl. PRENGEL), wobei sie vor allem auf die Modifikation von Gehirnfunktionen abheben. Die Implantation bestimmter Chips soll ermöglichen, Wahrnehmungsbereiche zu erweitern, Stimmungen und Gefühle zu steuern oder gewissermaßen auf telepathische Weise mit Mitmenschen zu kommunizieren (vgl. KRÜGER, 130).

Befürworter halten Enhancement für ein wesentliches Charakteristikum menschlicher Entwicklung (vgl. PRENGEL): "[I]sn't human history (and prehistory) all about liberating more and more people from their biological constraints?" (BAILEY). Zudem ermöglichte Enhancement ein besseres und längeres Leben, was zweifelsohne anstrebenswert sei (vgl. KRÜGER, 131). Enhancement sei sogar geboten, und zwar umso extensiver und intensiver, je mehr die Entwicklung von Robotern voranschrei-

---

[5] Den Befürwortern zufolge könne der sensomotorische Kontakt zur Umwelt mit Hilfe einer Verbindung zu einem situierten Cyborg ("telepresence robot") gesichert werden (vgl. NAHM/ERNSTBERGER), möglicherweise reiche gar eine mentale Simulation des sensorischen Inputs und motorischen Outputs aus (vgl. KRÜGER, 189), ähnlich dem von PUTNAM entworfenen Gedankenexperiment "Gehirn im Tank" (vgl. PRECHTL, 90)

[6] Hierbei lässt sich jedoch die Frage stellen, ob die Disposition zum Einführen bisher nicht vorhandener Funktionen nicht ebenso zum natürlichen menschlichen Funktionsarsenal zählt wie andere, deutlicher sichtbare Funktionen; dies würde jedoch die Grenze zwischen natürlichen Funktionen und nicht natürlichen, neuen Funktionen aufweichen.

te. Nur dadurch sei es möglich, mit den Robotern mitzuhalten, um nicht einst von ihnen unterdrückt zu werden (vgl. KRÜGER, 130).

Während ich in diesem Abschnitt die zentralen Ideen des Trans- und Posthumanismus sowie die für diese Ideen sprechenden Argumente vorgestellt habe, werde ich mich im folgenden Abschnitt auf die mit diesen Ideen verbundenen Probleme konzentrieren.

2.3 Kritik an den zentralen Ideen des Trans- und Posthumanismus

Wenn die Ideen der Trans- und Posthumanisten auf den ersten Blick auch plausibel und anstrebenswert erscheinen, gibt es dennoch gegen sie zahlreiche Einwände. Diese werde ich im Folgenden darstellen, wobei ich sowohl fremde als auch eigene Kritikpunkte in die Diskussion einbringen werde.

2.3.1 Kritik an der Kryonik

Die Einwände gegen die Kryonik betreffen einerseits die konkrete Umsetzung, anderseits den Argumentationsgang der Befürworter.

Die Kryonik ist zunächst mit technischen und praktischen Problemen konfrontiert. Während die rein technischen Probleme in Zukunft prinzipiell beherrschbar erscheinen[7], sind die folgenden Schwierigkeiten gravierender:

- *Erschwerter Trauerprozess*. Den Angehörigen der Eingefrorenen wird ein normaler Trauerprozess erschwert. Denn "die technische Kryo-Prozedur und das Aufstellen des Stickstofftanks in der Lagerhalle [...] [lassen] keinen Raum für einen symbolischen Abschied [...] – der Verstorbene gehört weiterhin zu den potentiell Lebenden." (KRÜGER, 128).

- *Fehlendes Interesse*. Womöglich haben künftige Zivilisationen trotz technischer Realisierbarkeit kein Interesse an Auftauen und Reparatur der eingefrorenen Körper oder Köpfe. So fragt BROOKS: "Wie viele schlecht ausgebildete, sozial rückständige, technologisch inkompetente Menschen wird es in einer überbevölkerten Welt wieder zu beleben lohnen?" (BROOKS, 227) Sollten sich künftige Generationen dennoch zum Auftauen ausgewählter Körper oder Köpfe durchringen, so wäre fraglich, nach welchen Kriterien die Aufzutauenden ausgewählt würden.

- *Vorzeitige Schließung der Kryonikinstitute*. Möglicherweise haben Kryonik-Institute gar keinen so langen Bestand, bis Methoden zum Wiederbeleben der Körper oder Köpfe entwickelt worden sind (vgl. KRÜGER, 127).

Auf den ersten Blick scheinen diese Probleme trivial zu sein, nichtsdestoweniger dürften sie die Kryonik-Befürworter vor ernste Schwierigkeiten stellen.

---

[7] So ist durchaus vorstellbar, dass selbst zelluläre Schäden, die beim Schockgefrieren entstehen, durch zukünftiger medizinisch-technische Verfahren behoben werden können.

Auch auf theoretischer Ebene sieht sich die Kryonik Einwänden gegenüber, denn die Argumentation der Kryonik-Befürworter hat einen Schwachpunkt. Wenn sie etwa behaupten, man könne mit dem Entschluss zur Kryostase allenfalls gewinnen, wobei "gewinnen" ein zukünftiges Leben bedeutet, jedoch – abgesehen vom investierten Geld – nicht mehr verlieren, als man durch Verzicht auf die Kryostase ohnehin verlöre (vgl. MERKLE), so begehen sie aufgrund impliziter Annahmen den Fehlschluss des falschen Dilemmas (vgl. THIEL, 40ff; vgl. PAUL/ELDER, 25), dem schon PASCAL in seiner berühmten Wette aufgesessen ist.[8] Denn der Begriff "Leben" lässt sich differenzieren in Leben im positiven Sinne einerseits, beispielsweise eigenverantwortetes Leben in Freiheit, und Leben im negativen Sinne andererseits, beispielsweise Leben in Unfreiheit zu fremden, möglicherweise ethisch inakzeptablen Zwecken. Die Kryonik-Befürworter gehen in ihrer Argumentation stillschweigend vom positiven Lebensbegriff aus, was die Kryonik auch vernünftig erscheinen lässt. Allerdings kann das Leben nach der Kryostase durchaus dem negativen Lebensbegriff entsprechen. So ist es möglich, dass die eingefrorenen Körper und Köpfe in Zukunft zu Zwecken benutzt werden, die aus ethischer Perspektive nicht hinnehmbar sind.[9] Angesichts derartiger Möglichkeiten ist die Frage nach dem ethischen Status der Kryonik durchaus berechtigt: Ist es erlaubt, sich einfrieren zu lassen – oder besteht nicht im Hinblick auf die Zukunft eine gewisse Pflicht zum irreversiblen Tod?

2.3.2 Kritik am Uploading

Das Uploading ist eine der kühnsten Ideen der Trans- und Posthumanisten und daher mit zahlreichen theoretisch-philosophischen und ethischen Einwänden konfrontiert.

Die Vertreter des Uploadings gehen von zahlreichen stillschweigenden Annahmen aus, die jedoch keineswegs unumstritten sind:

- *Materialismus.* Die Idee des Uploadings basiert auf der Annahme eines Materialismus, dem zufolge psychische Vorgänge auf physische Prozesse reduzierbar sind (vgl. TEICHERT, 51). Diese ontologische Annahme ist jedoch

---

[8] PASCAL verwendet die Wette als unvernünftiges Argument, welches "das Setzen der Menschen auf die Existenz Gottes begründen soll" (KAMBARTEL). Sinngemäß lautet die Wette folgendermaßen: Entweder man setzt sein Leben auf Gott oder man tut dies nicht; wenn man auf Gott setzt, kann man ewige Seligkeit für seine eigene endliche Existenz erhalten, im anderen Fall beraubt man sich dieser Möglichkeit (vgl. KUNZMANN/BURKARD/WIEDMANN, 129).
[9] Beispielsweise ist etwa das – im trans- und posthumanistischen Diskurs durchaus nicht unangemessene – Science-fiction-Szenario denkbar, wonach sich Roboter in einem Krieg mit den Menschen befinden, Kryonik-Institute erobern und die eingefrorenen Köpfe dazu verwenden, das feindliche Lager auszuspionieren oder sie zu getarnten Tötungsmaschinen umzuwandeln.

höchst umstritten, wie der Jahrtausende andauernde Streit zwischen Idealisten und Materialisten zeigt.

- *Mustertheorie der Identität.* Vertreter des Uploadings gehen von einer kybernetischen "Mustertheorie der Identität" (KRÜGER, 190) aus, der zufolge nicht die *Teile*, sondern die *Struktur* eines Systems, im Fall des Uploadings also "das exakte Muster unseres denkenden Gehirns" (vgl. KRÜGER, 213), für die Eigenschaften und Funktionen des Systems entscheidend sind – die gleichen psychischen Prozesse könnten demnach mittels zweier verschiedener Systemen realisiert werden, wenn sich nur die Strukturen der beiden Systeme gleichten. Ob diese Theorie zutrifft, ist allerdings umstritten (vgl. KRÜGER, 184).

- *Determinismus.* Das Uploading setzt ein deterministisches Weltbild aus (vgl. KRÜGER, 164). Zwar können Naturwissenschaften gar kein anderes Weltbild annehmen, weil Kausalität eine Bedingung der Möglichkeit ihrer Erkenntnis darstellt (vgl. KANT, B232ff); dennoch ist keineswegs gewiss, ob dieses Weltbild auch tatsächlich auf die Welt zutrifft. Folglich ist auch nicht sicher, ob es Willensfreiheit, die in naturwissenschaftlichen Modellen prinzipiell keinen Platz hat (vgl. KANT, B561), tatsächlich nicht geben kann. Wenn aber in den Naturwissenschaften Willensfreiheit grundsätzlich negiert werden muss, Uploading aber auf den Naturwissenschaften basiert, so wäre es durchaus möglich, dass beim Uploading die Willensfreiheit und somit eine entscheidende menschliche Komponente nicht erfasst werden würde.[10]

- *Gleichsetzung menschlicher Existenz mit bewussten mentalen Prozessen.* Vertreter des Uploadings gehen von der Annahme aus, dass die menschlichen Existenz mit bewussten mentalen Prozessen oder – noch enger gefasst – mit bewussten kognitiven Prozessen gleichgesetzt werden kann (vgl. KRÜGER, 183ff). Jedoch lässt sich angesichts der zahlreichen unbewussten Vorgänge, mit denen die Prozesse des bewussten Erlebens und Verhaltens auf höchst komplexe Weise verschränkt sind, diese scharfe Grenzziehung zwischen Bewusstem einerseits und Unbewusstem andererseits anzweifeln. Zudem ist die These der Uploading-Befürworter fraglich, wonach eine Simulation dem Ori-

---

[10] Auf weitere, die Vollständigkeit des Uploading-Prozesses betreffende Probleme werde ich auf den Seiten 13ff dieser Arbeit eingehen.

ginal gleichzusetzen sei, solange das simulierte Subjekt selbst nichts über seinen Status wisse (vgl. KRÜGER, 187).

Die Idee des Uploadings basiert also auf zahlreichen philosophischen Annahmen, wobei jede von ihnen zwar heiß diskutiert, aber noch keineswegs gewiss ist.

Außer an diesen grundlegenden Annahmen lässt sich jedoch auch an der grundsätzlichen Möglichkeit eines erfolgreichen Uploadings zweifeln. Denn das Ergebnis eines Uploading-Prozesses müsste ein exaktes Abbild der betreffenden Gehirnstruktur sein; sowohl Erfassung als auch Simulation der Gehirnstruktur dürften weder etwas auslassen noch etwas hinzufügen. Diese Vollständigkeit erscheint jedoch aus mathematikphilosophischen und wissenschaftstheoretischen Gründen prinzipiell äußerst fraglich.

- *Unvollständigkeit mathematisch-naturwissenschaftlicher Modelle.* Das Gehirn lässt sich als komplexes konnektionistisches System von Neuronen auffassen (vgl. TEICHERT, 127ff), dessen Informationsverarbeitungsprozesse sich in Form arithmetischer, auf Axiomen basierender Rechenoperationen modellieren lassen (vgl. SPITZER, 25ff).[11] Ein System mit vergleichbaren Informationsverarbeitungsleistungen wie das menschliche Gehirn müsste gemäß einem ähnlichen Modell funktionieren. Dies impliziert jedoch eine gewisse Unvollständigkeit. Denn GÖDEL zufolge besitzen hinreichend aussagekräftige arithmetische Axiomensysteme das Manko, dass nicht alle in dem System formulierbaren Aussagen aus den zugrundeliegenden Axiomen herleitbar sind (vgl. KIESEL/MARQUARDT, 13f).[12] Übertragen auf komplexe informationsverarbeitende Systeme bedeutet dies: Es sind Ergebnisse von Informationsverarbeitungsprozessen in komplexen mathematischen Systemen – wie Gehirn-Modellen oder Gehirn-Simulationen – denkbar, die sich nicht aus den diesen Informationsverarbeitungsprozessen zugrundeliegenden Regeln herleiten lassen. Daraus folgt einerseits: Es sind Prozesse des Gehirns denkbar, die sich mit mathematisch-naturwissenschaftlichen Methoden gar nicht erfassen lassen. Ein Gehirn-Scan, wie ihn sich Uploading-Befürworter vorstellen, müsste

---

[11] Die genaue Beschaffenheit eines solchen Modells ist dabei unwesentlich. Entscheidend ist, dass man auch in Zukunft nicht auf derartige Modelle verzichten kann, um Gehirnprozesse naturwissenschaftlich zu beschreiben.
[12] Diese als "Erster Gödelscher Unvollständigkeitssatz" bezeichnete Aussage bedeutet demnach: es gibt mindestens eine arithmetische Aussage, die sich mit Hilfe eines arithmetischen Axiomensystems hinreichender Aussagekraft genauso wenig wie ihre Negation herleiten lässt (vgl. KIESEL/MARQUARDT, 13).

demnach als prinzipiell unvollständig angesehen werden. Andererseits folgt aus diesen Überlegungen: In Gehirn-Simulationen können Phänomene auftreten, die aus den der Gehirn-Simulation zugrundeliegenden Regeln nicht vorhersehbar sind. Diese Konsequenzen könnten sich sowohl auf mentaler als auch auf Handlungsebene auswirken und durchaus gravierend sein.

- *Unvollständigkeit naturwissenschaftlichen Wissens.* Das Gehirn wird wahrscheinlich niemals so genau erforscht sein, um ein Uploading zu gewährleisten, das alle relevanten funktionalen Aspekte des Gehirns beinhaltet. Denn KUHN zufolge geschieht die Erforschung eines Gegenstands immer im Lichte des gerade gültigen wissenschaftlichen Paradigmas (vgl. POSER, 145). Es werden daher nur solche Theorien entworfen, die im Einklang mit dem gerade herrschenden Paradigma stehen (vgl. POSER, 148). Das Paradigma umfasst jedoch nur eine bestimmte, beschränkte Weltsicht und kann wechseln, wenn sich die für die Beschreibung der Gegenstände verwendeten Hypothesen und mithin Theorien als unbrauchbar erweisen (vgl. POSER, 149ff). Ein Gegenstand wird also immer nur aus einem speziellen Blickwinkel betrachtet. Dabei ist es extrem unwahrscheinlich, dass sich jemals ein Paradigma etablieren wird, das sämtliche Phänomene des Gehirns zu beschreiben erlaubt. Daher ist es auch höchst fraglich, ob die Wissenschaft aufgrund ihrer Paradigmenabhängigkeit jemals Methoden bereitstellen wird, die das Gehirn in allen relevanten Aspekten zu erfassen vermögen, so dass ein vollständiges Uploading möglich wird. Bei unvollständigem Uploading könnte es jedoch durchaus sein, dass entscheidende Funktionen des menschlichen Gehirns gar nicht erfasst und folglich nicht simuliert werden können. Auch ein Test zur Überprüfung, ob denn alle Strukturinformationen auf dem maschinellen Träger "angekommen" sind, ist theorie- und somit paradigmenabhängig und kann das Problem nicht lösen; es lässt sich also nicht feststellen, "ob bzw. inwieweit die vom Computer ermittelten und gespeicherten Daten der Wirklichkeit entsprechen" (HILDT, 134).

Aus diesen wissenschaftstheoretischen und mathematischen Überlegungen muss die Möglichkeit einer vollständigen Erfassung und Modellierung von Gehirnprozessen prinzipiell angezweifelt werden. Daraus ergeben sich jedoch ethische Konsequenzen, etwa die Frage, ob angesichts der auftretenden Ungenauigkeiten hinsichtlich Erfassung, Übertragung und Simulation des menschlichen Gehirns und der sich daraus ergebenden Folgen ein Uploading überhaupt erlaubt sein kann.

Unter der Annahme, dass ein adäquates Uploading trotz alledem möglich ist, ergeben sich weitere Probleme. So behaupten viele Befürworter des Uploadings, dass durch das Uploading Unsterblichkeit zu erreichen sei (vgl. NAHM/ERNSTBERGER). In Wahrheit stehen die Chancen auf ein ewiges Leben in unserem Universum jedoch schlecht, und zwar aus folgenden Gründen:

- *Vakuumzerfall.* Durch einen zufällig entstehenden fokalen Vakuumzerfall, der sich sofort über das gesamte Universum ausbreitet, könnte sämtliche Materie mit einem Schlag vernichtet werden (vgl. KELLER, 151).

- *Kontraktion des Universums.* Das Universum könnte den Scheitelpunkt seiner Ausdehnung erreichen und danach in sich zusammenfallen, wodurch sich sämtliche Materie zusammenballen würde (vgl. KELLER, 149f; vgl. CARRIER) und alle Strukturen zerstört würden.

- *Wärmetod.* Auch in einem sich unendlich ausdehnenden Universum hätte strukturierte Materie keinen Bestand. Denn gemäß des zweiten Hauptsatzes der Thermodynamik steigt die Unordnung im Universum bis zu einem Maximum, dem Wärmetod (vgl. CARRIER).

Da aber gemäß dem von den Trans- und Posthumanisten vertretenen monistischen Materialismus (vgl. KRÜGER, 197) die Gehirn-Simulationen auf strukturierte Materie als Substrat angewiesen sind, würden mit dem Zerfall strukturierter Materie auch die Gehirn-Simulationen zugrunde gehen. Selbst ein Geist, der auf einen nach menschlichem Ermessen unzerstörbaren Computer hochgeladen würde, wäre also endlich. Daher könnte auch er den existenziellen Sinnfragen nicht ausweichen, die sich angesichts der eigenen Vergänglichkeit stellen.

Sollte ewiges Leben in diesem Universum wider Erwarten dennoch möglich sein, so hätte dies Implikationen, die ich aus meiner Sicht eines sich seiner Endlichkeit bewussten Individuums nur in Form von Fragen antippen kann: Würden in einem ewigen Leben Sinnfragen ausfallen oder sich möglicherweise noch radikaler stellen? Wäre ein ewiges Leben nicht auch in gewisser Weise schlichtweg langweilig? Würde nicht allmählich die Motivation zum Weiterleben erlöschen? In diesem Zusammenhang stellt sich auch die Frage, wie es um ein Bewusstsein stehen würde, das gar nicht sterben *könnte*.

Die Implikationen eines ewigen Lebens sind somit weit problematischer als von vielen Trans- und Posthumanisten dargestellt.

2.3.3 Kritik am Enhancement

Enhancement ist diejenige der drei vorgestellten trans- und posthumanistischen Ideen, die in absehbarer Zeit verwirklichbar erscheint – und in weiter gefasstem Sinn und geringerer Radikalität schon längst Bestandteil des alltäglichen Lebens ist. Man denke beispielsweise an Kleidung und Kosmetik, an medizinische Eingriffe und Reparaturen sowie an die gezielte Beeinflussung von Körperfunktionen mittels Pharmaka. Mit dem Enhancement im trans- und posthumanistischen Sinne, das sich auf zielgerichtete Verbesserung menschlicher Körperfunktion bezieht und dabei vor allem auf Modifikation und Verbesserung sensorischer und zerebraler Funktionen mittels invasiver Eingriffe abzielt, sind jedoch zahlreiche philosophische und ethische Probleme verknüpft.

So können sich bei invasiven Eingriffen in das Gehirn schwerwiegende Nebenwirkungen manifestieren (vgl. HILDT, 132). HILDT fordert daher eine intensive Risikoforschung und hält invasives Enhancement bei weitgehend gesunden Menschen für nicht angemessen (vgl. HILDT, 135).

Zudem stellt sich die Frage nach der Verantwortung (vgl. HILDT, 133): Lässt sich einer Person Verantwortung für eine Handlung zuschreiben, die durch ein Neuroimplantat entscheidend beeinflusst worden ist?

Hinzu kommt die Frage, welche Aspekte des menschlichen Erlebens und Verhaltens überhaupt verändert werden sollen (vgl. HILDT, 133). Vertreter des Trans- und Posthumanismus verfolgen dabei das Ziel, wertneutrale (beispielsweise im Bereich der Sensorik oder Motorik) oder positiv bewertete Eigenschaften und Funktionen zu stärken, negative Eigenschaften, "Defizite" dagegen auszumerzen (vgl. HILDT, 133). Dabei lassen sich folgende Fragen stellen:

- *Welche Eigenschaften sind als positiv zu bewerten?* Denn die Bewertung menschlicher Eigenschaften hängt stark von sozial geprägten Erwartungen ab (vgl. HILDT, 133).
- *Lassen sich einzelne positive oder negative Eigenschaften isoliert verändern?* Denn positive Eigenschaften sind oftmals nicht sinnvoll ohne ihr negatives Gegenstück denkbar (vgl. FUKUYAMA).

Die Intention, menschliche Defizite zu kompensieren und positive Eigenschaften und Funktionen zu fördern, ist aus diesen Gründen durchaus zweifelhaft.

Enhancement bringt zudem soziale Konsequenzen mit sich:

- *Soziale Ungleichheit.* Auch in der Zukunft werden Ressourcen wahrscheinlich ungleich verteilt sein. Nun dürften Enhancement-Technologien zumindest in der Frühphase recht teuer sein, so dass sie wohl vor allem von reichen Bevölkerungsschichten in Anspruch genommen werden. Da diese Technologien den Besitzern Vorteile gegenüber den Nichtbesitzern hinsichtlich körperlicher und geistiger Leistungsfähigkeit bringen dürften, wird sich soziale Ungleichheit wohl verstärken. Erst in späteren Phasen, in denen die Technologien aufgrund steigenden Angebots auch für ärmere Bevölkerungsschichten erschwinglich werden, dürfte sich soziale Ungleichheit verringern, wobei die jeweils neuesten und leistungsförderndsten Technologien jedoch weiterhin den reichen Bevölkerungsanteilen vorbehalten bleiben werden.

- *Konformitätsdruck.* Mit zunehmender Etablierung der neuen Technologien wird sich wohl auch die Bedeutung des Normalitätsbegriffs ändern, so dass aufgrund von Konformitätsdruck die Tendenz zur Inanspruchnahme ansteigen dürfte (vgl. HILDT, 133).

Enhancement bringt also weitreichende soziale Konsequenzen mit sich, die längst nicht so positiv sein dürften, wie von bestimmten Befürwortern des Trans- und Posthumanismus behauptet (vgl. BAILEY).

Zudem dürften sich selbst für einen perfektionierten "Übermenschen" die existenziellen Sinnfragen stellen, mit denen auch wir heute konfrontiert sind. Denn diese lassen sich auch durch noch so hohe Verarbeitungsgeschwindigkeit, durch noch so leichte Informationsbeschaffung und durch noch so hohe Gedächtniskapazität nicht leicht beantworten, da sie die Absurdität des Daseins selbst betreffen. Ein solcher "Übermensch" wird diese Sinnfragen zwar möglicherweise erfolgreich verdrängen oder vorübergehend ausschalten können. Letztlich wird aber auch er vor der schwierigen Aufgabe stehen, seinen persönlichen Lebenssinn zu suchen.

3 Ausblick

Die Trans- und Posthumanisten treten auf "als Pragmatiker, als Informationstechniker und Robotiker" (vgl. KRÜGER, 198), weniger als Philosophen. Daher haben ihre Argumentationsgänge oftmals Schwachstellen und Unzulänglichkeiten. Zwar werden ihnen an einigen Stellen philosophisch-ontologische Inkonsistenzen vorgeworfen, wofür es bei genauer Betrachtung allerdings oftmals keine Grundlage gibt (vgl. KRÜGER, 197).[13] Was ihnen aber zu Recht angelastet wird, ist ihre dekontextualisierende Rezeptionsweise, das heißt ihre Praxis, in komplexe Kontexte eingebettete Inhalte isoliert zu betrachten und sich gewissermaßen nur diejenigen Aspekte herauszugreifen, die dem eigenen Standpunkt dienen. Dies betrifft den Umgang mit Science-fiction-Literatur gleichermaßen wie den Umgang mit informationstheoretischen Modellen oder mit philosophischen Ansätzen über das Leib-Seele-Verhältnis (vgl. KRÜGER, 235f).[14] Darüber hinaus zeigen viele Trans- und Posthumanisten die Tendenz, Entwicklungen der Philosophie des Geistes zu ignorieren (vgl. KRÜGER, 189).

Trotz dieser argumentativen Mängel und trotz ihres spekulativen Charakters halte ich die Auseinandersetzung mit trans- und posthumanistischen Visionen aufgrund ihrer prinzipiellen künftigen Realisierbarkeit für berechtigt, zumal sich diese Reflexionen auch für gegenwärtige Diskussionen als nützlich erweisen (vgl. HILDT, 136). Eine Beschäftigung mit derartigen Visionen ist meiner Ansicht nach also gerechtfertigt, so lange sie in einem angemessenen Rahmen bleibt und nicht in narzisstische Größenideen und Omnipotenzphantasien ausartet (vgl. KRÜGER, 134ff).

Zugegeben: Kryonik und Uploading zählen wohl zum Reich der Phantasie, weil ihre Verwirklichung extrem unwahrscheinlich ist.[15] Anders verhält es sich jedoch beim Enhancement. Da diese Ansätze über eine gewisse Alltagsrelevanz verfügen, sollten

---

[13] So behauptet KRÜGER zunächst, der Posthumanismus vertrete einen materialistisch-monistischen Standpunkt, unterstellt ihm aber anschließend einen Dualismus, was er lediglich darauf zurückführt, dass im Posthumanismus psychische Eigenschaften besonders hervorgehoben würden (vgl. KRÜGER, 198). Daraus leitet er die Konsequenz ab, in der posthumanistischen Philosophie würden widersprüchliche ontologische Thesen vertreten; dies begründet er mit dem schwachen Argument, dass "ein materialistischer Monismus die Dualismen von Form und Inhalt, Geist und Natur, Materie und Struktur ablehnt" (KRÜGER, 197). Dabei sind dualistische Beschreibungsweisen auch bei monistischem Standpunkt möglich: so lassen sich etwa der von SPINOZA angenommenen einen Substanz sowohl physische als auch psychische Eigenschaften zuschreiben (vgl. TEICHERT, 51) – wobei es letztlich unerheblich ist, welche der beiden Sichtweisen besonders betont wird.
[14] Aufgrund ihrer dekontextualisierenden Herangehensweise unterstellt KRÜGER der posthumanistischen Literatur, dass sie über "ein spürbar geringeres Reflexionsniveau (sic!) ihrer normativen Konzeptionen verfügt als die Science-fiction Literatur (sic!)" (KRÜGER, 235).
[15] Vgl. die Seiten 10 bis 16 dieser Arbeit.

sie genauer betrachtet werden. Hierbei stellt sich vor allem die Frage, wo die Grenzen des Enhancements liegen. HILDT nimmt hier einen eher pragmatischen Standpunkt ein und diskutiert vor allem die mit dem Implementierungsvorgang verbundenen Nebenwirkungen (vgl. HILDT, 127/135); diese gelten vom Standpunkt des Trans- und Posthumanismus jedoch als prinzipiell beherrschbar. Aus einer mehr die Konsequenzen des Enhancements bedenkenden Sichtweise ergeben sich folgende Überlegungen:

- *Risiken und Nebenwirkungen.* Meines Erachtens sollten Enhancement-Pläne anhand ihrer potenziellen Konsequenzen beurteilt werden. Enhancement kann sowohl positive als auch negative Folgen haben, wobei sich diese Folgen hinsichtlich sowohl ihrer Intensität als auch ihrer Extensität unterscheiden können. Die ethische Beurteilung hängt dann vor allem von den negativen Konsequenzen ab: Überwiegen die erwarteten Risiken den erwarteten Nutzen bei weitem, so sollte meiner Meinung nach die Anwendung entsprechend dem ärztlichen Grundprinzip "nil nocere" nicht gestattet werden. Zudem wäre eine in meinen Augen sinnvolle Minimalforderung, dass die Implantate nicht die Möglichkeit besitzen dürfen, sich in schwerwiegend negativer Weise auf persönlichkeitskonstituierende Gehirnfunktionen auszuwirken, beispielsweise auf Gedächtnis-, Ich- oder Kommunikationsfunktionen (vgl. TEICHERT, 148f).

- *Missbrauch.* Jedes Werkzeug ist für sich genommen wertneutral und erhält erst durch die Intentionen des Anwenders einen Wert oder Unwert – jedes Werkzeug kann also missbraucht, das heißt zum Schaden von Menschen und Umwelt eingesetzt werden. Enhancement-Technologien machen davon keine Ausnahme. Hierbei bin ich der Meinung, dass nur solche Technologien eingesetzt werden sollten, bei denen die Konsequenzen, die aus einem möglichen Missbrauch erwachsen könnten, beherrschbar sind.

Aufgrund dieser möglichen Schattenseiten des Enhancements halte ich es für berechtigt, Enhancement-Entwicklungen zu kontrollieren und gegebenenfalls einzuschränken. Auch mit potenziell weniger gefährlichen Enhancement-Technologien sollte verantwortlich umgegangen werden. Eine gute Lösung wäre hier wohl, die Implementierung von Enhancement-Technologien prinzipiell als medizinischen Eingriff zu handhaben und sie somit entsprechenden Normen und Regelungen zu unterstellen.

Die gegenwärtig gültigen rechtlichen Grundsätze des ärztlichen Eingriffs[16] halte ich
dabei für plausibel und sinnvoll.

Auch wenn die Beschäftigung mit trans- und posthumanistischen Ideen ihre Berech-
tigung hat, drängt sich doch der Eindruck auf, dass der wesentliche Motivator der
Trans- und Posthumanisten die Angst vor dem eigenen Tod und vor der Sinnlosigkeit
des eigenen Daseins ist. Zwar kann es vernünftig sein, zukünftige Szenarien durch-
zuspielen, mögliche Entwicklungen und ihre Konsequenzen zu durchdenken und sich
auf diese Weise mit existenziellen Grundfragen auseinander zu setzen. Die Beschäftigung mit trans- und posthumanistischen Ideen bietet zudem als Zäsur im Alltagsle-
ben eine Gelegenheit zu Selbstreflexion und Selbsterkenntnis – was schon für sich
allein positiv zu werten ist in unserem von Aktivismus und sinnloser Zerstreuung
geprägten Zeitalter. Doch anstatt sich Visionen von einem späteren Weiterleben oder
von der eigenen Unsterblichkeit auszumalen, dürfte es wohl eine angemessenere
Herangehensweise an existentielle Fragen sein, den Tod als Ende und Vollendung
des eigenen Lebens zu akzeptieren und von diesem Standpunkt aus zu reflektieren,
wie man das eigene restliche Leben gestalten müsste, um es am Ende als gelungen
bezeichnen zu können. Eine solche die eigenen Grenzen akzeptierende Auseinandersetzung mit dem eigenen Dasein dürfte angemessener, befriedigender und sinnstif-
tender sein als die einseitige Beschäftigung mit trans- und posthumanistischen Phan-
tasien.

---

[16] Demnach ist ein ärztlicher Eingriff genau dann rechtmäßig, wenn er folgende Bedingungen erfüllt:
er ist indiziert, verstößt nicht gegen die guten Sitten und wird lege artis an einem Patienten durchge-
führt, der nach Aufklärung eingewilligt hat (vgl. ZIMMER, 77).

4 Literaturverzeichnis

Bailey R (2004), *Transhumanism: The Most Dangerous Idea? – Why striving to be more than human is human*, http://www.reason.com/news/show/34867.html (abgerufen am 13. August 2009)

Brooks R (2005), *Menschmaschinen – Wie uns die Zukunftstechnologien neu erschaffen*, Frankfurt am Main

Carrier M (1996), "Wärmetod" In: Mittelstraß, Jürgen (Hg.), *Enzyklopädie Philosophie und Wissenschaftstheorie 4*, Stuttgart/Weimar

Fukuyama F (2004), *Foreign policy – The World's Most Dangerous Ideas: Transhumanism*, http://www.mywire.com/a/ForeignPolicy/Worlds-Most-Dangerous-Ideas/564801/?page=4 (abgerufen am 13. August 2009)

Hildt E (2005), *Computer, Körper und Gehirn: ethische Aspekte eines Wechselspiels* In: Engels EM, Hildt E (Hg.), Neurowissenschaften und Menschenbild, Paderborn

Kambartel F (1995), "Pascal" In: Mittelstraß, Jürgen (Hg.), *Enzyklopädie Philosophie und Wissenschaftstheorie 3*, Stuttgart/Weimar

Kant I (2003), *Kritik der reinen Vernunft*, Stuttgart

Keller HU (2002), *Von Ringplaneten und Schwarzen Löchern*, Stuttgart

Kiesel J, Marquardt M (2006), *Axiomatik, Zählen und Messen*, Erlangen (unveröffentlicht)

Krüger O (2004), *Virtualität und Unsterblichkeit – Die Visionen des Posthumanismus*, Freiburg

Kunzmann P, Burkard FP, Wiedmann F (2005), *dtv-Atlas Philosophie*, München

Merkle RC, *Kryonik*, http://62.75.250.69/Dokumente/Kryonik.htm (abgerufen am 11. August 2009)

Nahm T, Ernstberger S, *Transhumanismus und der Traum von Unsterblichkeit*, http://62.75.250.69/Dokumente/Akut/transh.html (abgerufen am 11. August 2009)

Paul R, Elder L (2004), *The Thinker's Guide To Fallacies: The Art of Mental Trickery and Manipulation*, Dillon Beach

Poser H (2001), *Wissenschaftstheorie – Eine philosophische Einführung*, Stuttgart

Prechtl P (2004), *Grundbegriffe der analytischen Philosophie*, Stuttgart

Prengel F, *Der Cyborg als reale Zukunftsvision*, http://www.novo-magazin.de/47/novo4740.htm (abgerufen am 11. August 2009)

Spitzer M (2000), *Geist im Netz – Modelle für Lernen, Denken und Handeln*, Heidelberg/Berlin

Teichert D (2006), *Einführung in die Philosophie des Geistes*, Darmstadt

Thiel C (1983), *Elementare Logik*, Hagen

Zimmer G (2006), *Prüfungsvorbereitung Rechtsmedizin*, Stuttgart